Antonio Garcia Dominguez
Kenia Milagro Piloto Tome
Mayelin Gonzalez Martines

Uso de medicamentos sin prescripción medica

Antonio Garcia Dominguez
Kenia Milagro Piloto Tome
Mayelin Gonzalez Martines

Uso de medicamentos sin prescripción medica

Riesgo de automedicación

Editorial Académica Española

Imprint
Any brand names and product names mentioned in this book are subject to trademark, brand or patent protection and are trademarks or registered trademarks of their respective holders. The use of brand names, product names, common names, trade names, product descriptions etc. even without a particular marking in this work is in no way to be construed to mean that such names may be regarded as unrestricted in respect of trademark and brand protection legislation and could thus be used by anyone.

Cover image: www.ingimage.com

Publisher:
Editorial Académica Española
is a trademark of
Dodo Books Indian Ocean Ltd. and OmniScriptum S.R.L publishing group

120 High Road, East Finchley, London, N2 9ED, United Kingdom
Str. Armeneasca 28/1, office 1, Chisinau MD-2012, Republic of Moldova, Europe
Printed at: see last page
ISBN: 978-3-659-65473-2

Autores: Dr. Antonio García Domínguez

Especialista de Primer Grado en M.G.I y Gastroenterología

MSc. Atención Integral a la mujer

Profesor Asistente

Dra. Kenia Piloto Tomés

MsC. Urgencia Médica

Especialista I y II gtado de Anestesiología y Reanimación

Profesora Auxiliar

Mayelin Gonzalez Martines

Licenciada de Enfermeria

Profesor Asistente

Introducción

Los medicamentos constituyen la tecnología sanitaria más utilizada en la prevención y el tratamiento de enfermedades en todos los niveles de atención sanitaria, de ellos depende en buena medida la capacidad que hoy tiene la medicina de interrumpir o modificar el curso natural de las enfermedades, de prevenirlas o, en cualquier caso, de hacer su peso más liviano. La utilización de medicamentos es hoy algo cotidiano en la vida del paciente y en la población en general, pero su uso inadecuado puede convertirse en un auténtico peligro para la salud de las personas.

La automedicación puede ser definida de forma genérica como la administración por decisión propia, o por consejo no cualificado, de medicamentos para aliviar un síntoma o curar una enfermedad. [1]Según la Organización Mundial de la Salud, el término automedicación se refiere al uso de productos medicinales por parte del paciente para tratar desórdenes o síntomas que éste reconoce o el uso intermitente o continuado de una medicación prescrita por el médico, para enfermedades o síntomas recurrentes o crónicos.[2]Esta práctica es un tema controvertido, debido a que existen quienes la rechazan de plano, argumentando los daños que puede generar a la sociedad el uso indiscriminado y sin orientación médica de los medicamentos; y quienes la defienden, aduciendo que es la forma de optimizar y equiparar la atención en salud a toda la población.

Históricamente, se ha entendido como sustancia medicinal, independiente de su origen o elaboración, a cualquier producto consumible al que se le atribuyen efectos beneficiosos en el ser humano. Estas sustancias medicinales, tal como los medicamentos actuales, estaban constituidos por uno o varios fármacos, que se denominan principio activo o sustancia activa [3] de dichas sustancias, para diferenciarlos de los elementos no medicinales que las componen.

En el papiro Ebers, el año 1.500 a.C., encontramos una referencia del extenso uso de sustancias para uso medicinal en el antiguo Egipto.

En el siglo I de nuestra era, Dioscórides escribió De Materia Medica, un tratado con más de 700 sustancias usadas médicamente.

Desde las más antiguas civilizaciones el hombre ha utilizado como forma de alcanzar mejoría en distintas enfermedades productos de origen vegetal, mineral, animal o en los últimos tiempos sintéticos [3]El cuidado de la salud estaba en manos de personas que ejercen la doble función de médicos y farmacéuticos. Son en realidad médicos que preparan sus propios remedios curativos, llegando alguno de ellos a alcanzar un gran renombre en su época, como es el caso del griego Galeno (130-200 d.C.). De él proviene el nombre de la Galénica, como la forma adecuada de preparar, dosificar y administrar los fármacos. En la cultura romana existían numerosas formas de administrar las sustancias utilizadas para curar enfermedades. Así, se utilizaban los electuarios como una mezcla de varios polvos de hierbas y raíces medicinales a los que se les añadía una porción de miel fresca. La miel además de ser la sustancia que sirve como vehículo de los principios activos, daba mejor sabor al preparado. En ocasiones se usaba azúcar. También se utilizaba un jarabe, el cual ya contenía azúcar disuelta, en vez de agua y el conjunto se preparaba formando una masa pastosa. Precisamente Galeno hizo famosa la gran triaca a la que dedicó una obra completa, y que consistía en un electuario que llegaba a contener más de 60 principios activos diferentes. Por la importancia de Galeno en la Edad Media, se hizo muy popular durante esta época dejando de estar autorizada para su uso en España en pleno siglo XX. [4]

Es precisamente en la Edad Media donde comienza su actividad el farmacéutico separado del médico. En su botica realiza sus preparaciones magistrales, entendidas como la preparación individualizada para cada paciente de los remedios prescritos, y se agrupan en gremios junto a los médicos. En el renacimiento se va produciendo una separación más clara de la actividad farmacéutica frente a médicos, cirujanos y especieros, mientras que se va produciendo una revolución en el conocimiento farmacéutico que se consolida como ciencia en la edad moderna. La formulación magistral es la base de la actividad farmacéutica conjuntamente con la formulación oficinal, debido al nacimiento y proliferación de farmacopeas y formularios, y esta situación continúa hasta la segunda mitad del siglo XIX. [4]

A partir de este momento empiezan a aparecer los específicos, que consistían en medicamentos preparados industrialmente por laboratorios farmacéuticos. Es así, que las formas galénicas no adquirirán verdadero protagonismo hasta alrededor de 1940, cuando la industria farmacéutica se desarrolla y éstas comienzan a fabricarse en grandes cantidades. Desde entonces hasta hoy en día las maneras en que se presentan los medicamentos han evolucionado y la diversidad que encontramos en el mercado es muy amplia. [5]

La Polifarmacia que según la Organización Mundial de la Salud (OMS): es el consumo simultáneo de tres o más medicamentos por un mismo paciente, es en los senescentes un hecho cotidiano en lo que a la práctica médica concierne, siendo no solo de interés científico sino también familiar y social; pues con el creciente número de pacientes geriátricos se amplían los horizontes de enfermedades causadas por medicamentos a nivel mundial, lo cual constituye hoy un problema, que en muchos países se desconoce su magnitud[2]esta peligrosa condición preocupa ya a las autoridades médicas en el ámbito internacional y es de interés no sólo a nivel científico, sino también familiar y social, ya que sus efectos colaterales o adversos conducen en muchas circunstancias a incremento en hospitalizaciones, complicaciones graves y en ocasiones desafortunadamente a la muerte.

Los estudios de utilización de medicamentos constituyen un instrumento imprescindible para la evaluación del impacto y de las consecuencias beneficiosas o perjudiciales del consumo de los mismos por la comunidad, ello posibilitará a las autoridades sanitarias una correcta toma de decisiones en el área del manejo de los recursos terapéuticos farmacológicos disponibles, así como también el análisis de los beneficios, los efectos adversos y el costo económico[6]

La automedicación, tanto en países industrializados como los que están en vías de desarrollo, es la reacción más común, y se puede manifestar por el uso de la medicina natural, el almacenamiento (guardar medicamentos sobrantes), el uso repetido de medicamentos bajo prescripción, y la compra directa de medicamentos que deberían dispensarse por receta médica.

Hasta después de la segunda guerra mundial, el valor de los medicamentos, considerados como la sustancia medicinal y sus combinaciones o asociaciones destinadas al uso animal o humano, no adquiere la trascendencia que posee en la contemporaneidad. La utilidad de algunos de ellos, como los antimicrobianos en el tratamiento de ciertas enfermedades, contribuyó a que la comunicad científica de ese momento girara su atención hacia los beneficios que estos representaban sin tener en cuenta los posibles efectos adversos que podrían ocasionar. [7]Luego, el desarrollo científico técnico que se ha logrado desde entonces hasta la contemporaneidad ha permitido que aumentara de unos pocos medicamentos a más de 35 000 productos. Sin embargo, a medida que crecía el número de medicamentos en el mercado se comenzaban a observar dos fenómenos inquietantes, uno biológico y otro financiero.

En el primer caso se advierte el elevado número de efectos adversos que se comenzaron a registrar, alguno de ellos graves, como el caso de la focomelia por talidomida y en el segundo, la industria farmacéutica comenzó a movilizar grandes sumas de dinero y se convirtió en la segunda actividad económica después de la industria armamentista. En particular, los errores de prescripción y los problemas de salud relacionados con los medicamentos, no constituyen prioridad en las líneas investigativas de los estudiantes de medicina ni de los médicos generales, a pesar de que esto no solo repercute de manera negativa en la salud de los individuos, sino que generan pérdidas económicas a los pacientes y a los gobiernos. [8-9]Los problemas relacionados con los medicamentos constituyen entre un 10-15 % de las causas de ingresos hospitalarios. Estudios realizados han estimado una incidencia de efectos adversos por medicamentos, prevenibles en el medio ambulatorio, de 5,6 por

1 000 personas-mes [10]Los autores coinciden con Pérez Peña, [9] acerca de que los medicamentos en la sociedad contemporánea, y en especial en los sistemas de atención médica, juegan cuatro funciones.

En primer lugar pueden ser considerados como herramientas, medios de los que se valen los proveedores de salud para modificar el curso natural de una enfermedad, prevenir un mal o hacer un diagnóstico.

Pueden ser considerados también como una forma de medir la conducta médica; el uso que hacen los prescriptores de esta herramienta evidencia los conocimientos, aptitudes, valores éticos y humanos y hasta la personalidad de ellos. Por otra parte, los medicamentos también son indicadores para medir los resultados del impacto que su utilización provoca en la comunidad, como es el caso de las vacunas. Por último, cabe señalar que los medicamentos tienen un papel en la relación médico-paciente. Esta es la intervención más frecuente que utiliza el médico en su relación con el paciente.

En esa línea de pensamiento, la Organización Mundial de la Salud (OMS) ha reconocido la necesidad de establecer una política nacional de medicamentos y la importancia de una estrategia asociada de investigación que incluya estudios de su utilización de medicamentos.[2]Estos son promovidos por esta institución con el propósito de "describir la comercialización, distribución, prescripción y uso de medicamentos por una sociedad para determinar las consecuencias médicas, sociales y económicas resultantes".

Sin embargo, para el médico el centro de atención radica en la prescripción y uso de medicamentos por la población. Las investigaciones que se realizan en torno a estas temáticas producen nuevos conocimientos clínicos terapéuticos necesarios para identificar, siguiendo las normas del método científico, los beneficios de la terapéutica farmacológica y también los problemas de salud asociados con el uso indiscriminado de los medicamentos, la aparición de patología farmacológica y evaluar los efectos potenciales de las intervenciones reguladoras y educacionales que se originan a partir de la investigación. Son de gran importancia en la investigación clínica y de transferencia inmediata, o en el mediano plazo, para la medicina asistencial La utilidad terapéutica de un fármaco depende principalmente de su capacidad para producir los efectos deseados con un mínimo de efectos indeseables tolerados por el paciente.

La fármacoterapia debe estar basada sobre la correlación de las acciones y efectos de los fármacos con los aspectos fisiológicos, bioquímicos, microbiológicos, inmunológicos y evolutivos de la enfermedad. La subutilización del medicamento prescrito priva al paciente de los beneficios terapéuticos y la sobreutilización de este aumenta el riesgo de reacciones adversas. Por lo tanto se evidencia que los estudios de utilización de medicamentos pueden contribuir al uso racional de los medicamentos. El uso racional de los medicamentos implica obtener mejor efecto con el menor número posible de fármacos, durante el período más corto posible y a un costo razonable. Aunque parece fácil lograrlo, la práctica ha demostrado que rara vez los medicamentos se usan racionalmente, una de las principales razones de esta situación radica en la falta, en muchos países, de fuentes confiables de información, sustentadas en el uso de la investigación científica, sobre el uso de fármacos. La prescripción de un fármaco no es un acto aislado, forma parte de un acto médico y relaciona al médico prescriptor con otros profesionales, que son los que dispensan y administran el medicamento y de nuevo con el propio paciente que es quien lo recibe. Los errores que se producen en esa cadena son potencialmente lesivos para el paciente y por lo tanto deben ser prevenidos, evitados y corregidos. El daño que provocan esos errores está causado por la administración o no del medicamento adecuado, por los efectos tóxicos que generan los fármacos o por la ausencia del beneficio esperado, y el ligado a la dosis o a la vía de administración errónea. A todo ello hay que añadir el costo económico del medicamento y todo lo necesario para corregir el perjuicio que causa.

Prevenir y evitar los errores en la prescripción y uso de los medicamentos es obligación de todos los profesionales que participan en la atención a los pacientes y también de las instituciones sanitarias que deben procurar los medios para impedirlos, pero es una exigencia, sobre todo, del médico prescriptor.

El presidente del comité editorial del British Journal of Clinical Pharmacology, Aronson JK, ha definido la prescripción como "una orden escrita que incluye instrucciones detalladas de qué medicamento debe darse, a quién, en qué formulación y dosis, por qué vía, cuándo, con qué frecuencia y por cuánto tiempo.[11]Esta definición se considera muy acertada la prescripción no es el final, sino el comienzo de un proceso, además de señalar la incertidumbre que acompaña al acto de instaurar un tratamiento.
Sin lugar a dudas, este tipo de estudios propiciará nuevos conocimientos acerca de los problemas relacionados con los medicamentos.

Figueroa y su equipo de investigación [9] identifican que la automedicación es indicada principalmente en las farmacias.

Hoy día se reclama que los médicos y demás profesionales de la rama de la medicina, cumplan con su obligación de informar a los usuarios sobre los servicios de salud, y que el tema de la utilización de los medicamentos sea incluido en los programas de educación sanitaria, acción que no es frecuente en este medio. Según se ha planteado,[2]la Organización Mundial de la Salud (OMS) ha definido la reacción adversa a medicamentos (RAM) como todo efecto no intentado o no deseado resultante de la administración de una droga o un medicamento con fines de diagnóstico, profilaxis o tratamiento, a las dosis normalmente usadas en el ser humano.

Actualmente se ha constatado que el consumo de antibióticos a lo largo de, prácticamente, todo el mundo es muy elevado, mucho más allá de lo que dictan las normas de tratamiento racional de las enfermedades infecciosas en los humanos.

Este consumo elevado tiene consecuencias importantes sobre la salud de los humanos. Y es también un problema global, una amenaza real para la salud pública a lo largo y ancho de todo el planeta. Una de las consecuencias más relevantes es la del incremento de la resistencia de los microorganismos (en particular, de las bacterias) a los antibióticos, es decir, la pérdida de su eficacia para tratar las infecciones.

El European Centre for Disease Prevention and Control (ECDC) desarrolla cada 18 de noviembre, todos los años, una campaña de sensibilización dirigida a profesionales, instituciones, autoridades y población general de todos los países de la Unión Europea centrada en el objetivo de alcanzar un uso más prudente de estos fármacos y disminuir su consumo innecesario.[12]

En España, el Ministerio de Sanidad, Servicios Sociales e Igualdad, al tiempo que los demás países europeos, desarrolla actividades en pro del uso racional y prudente de los antibióticos. [12]

Las entidades científicas han promovido numerosos estudios y publicaciones con el mismo objetivo.

Otros países como Estados Unidos, Canadá y Australia apoyan el objetivo y la celebración del *Día Europeo para el Uso Prudente de los Antibióticos.* [12]

Es a raíz del desastre de la talidomida que se toma conciencia en el ámbito mundial del peligro del uso de los medicamentos sin un sistema de vigilancia. En 1970 la OMS estableció como parte de sus programas y objetivos velar por la seguridad de los medicamentos [2], surgiendo así la fármaco vigilancia, la cual se encarga del estudio y evaluación poscomercialización de los efectos agudos y crónicos de los tratamientos farmacológicos en la población.

La información obtenida de diversos estudios muestra que las sospechas de reacciones adversas a medicamentos constituyen en la actualidad una patología emergente, con una elevada repercusión asistencial y económica. Resultados publicados por la revista JAMA sobre una compilación de 39 estudios prospectivos, realizados en EE.UU. durante un periodo de 32 años en hospitales, muestran que las RAM alcanzan el 15 % de las admisiones hospitalarias, de ellas el 6,7 % son de gravedad y el 0,32 % mortales. Datos recientes indican que 100 mil americanos mueren cada año por RAM, una de las seis primeras causas de muerte en EE.UU. y 1,5 millones son hospitalizados. [13]Otros estudios estiman que las RAM causan entre el 0,86 y el 3,9 % de las visitas a los servicios de urgencia y son responsables del 0,5 al 0,9 % de la mortalidad en pacientes hospitalizados. [13]

Cuba presenta un perfil de edades muy similar al de los países desarrollados del mundo, en estos momentos se ubica entre los países más envejecidos poblacionalmente de América Latina y el Caribe, pero dentro de dos o tres décadas será el más envejecido. Actualmente la esperanza de vida al nacer es de 77,97 años y la esperanza de vida geriátrica suma 22,09 años. [14]

Sobre el estado de salud del adulto influye el entorno natural y familiar, el grado de vida social y su actividad diaria, pero la enfermedad y sobre todo la terapéutica farmacológica, son aspectos sobre los cuales debemos prestar especial atención para un envejecimiento mejor, con un buen estado de bienestar físico y mental.

El proceso de envejecimiento de la población ha llevado al aumento de las enfermedades crónicas y discapacitantes, las que limitan las actividades de la vida diaria, no solo por las consecuencias derivadas del incremento en su número, sino por el alto consumo de medicamentos que conlleva, lo que eleva el riesgo de admisiones hospitalarias y el desarrollo de dependencia funciona

Múltiples estudios han demostrado que tanto la comorbilidad (presencia concurrente de dos o más enfermedades diagnosticadas desde el punto de vista médico en el mismo individuo), el consumo diario de cuatro o más fármacos, llamada polifarmacia, y la discapacidad de forma independiente, incrementan las necesidades de atención de salud, utilización de servicios, aumento de los costos y que tienen serias consecuencias de pronóstico para el anciano. [15]

Constituye la atención primaria de salud, el primer y fundamental eslabón para garantizar un envejecimiento satisfactorio, responder por un uso racional, lo más atinado posible de los medicamentos, lograr prolongar la vida y dar vida a los años con independencia mental y física.

A pesar, que en numerosos estudios se ha demostrado la alta complejidad del consumo inadecuado de medicamentos, así como las consecuencias que esto conlleva, no existen evidencian de datos estadísticos del comportamiento de la automedicación en el adulto de la edad media en nuestro municipio, aunque si se puede afirmar que el consumo es alto por los datos recogidos en nuestra encuesta.

Ante los planteamientos anteriormente, sugiere el siguiente **problema de investigación.** ¿Qué resultados ofrece la aplicación de una estrategia de intervención educativa para el control de la automedicación en adultos de edad media?

Fundamentación teórica o marco conceptual

Fármaco es una molécula bioactiva que, en virtud de su estructura y configuración química, puede interactuar con macromoléculas proteicas, generalmente denominadas receptores, localizadas en la membrana, citoplasma o núcleo de una célula, dando lugar a una acción y un efecto evidenciable. Las enzimas también se consideran receptores catalíticos, pues están en condiciones de interactuar con ligandos. En este caso los fármacos (agonistas), en esa unión fármaco receptor, intervienen casi siempre uniones supramoleculares, es decir, no de carácter covalente de alta energía (alrededor de 60 Kcal mol), sino más bien uniones más débiles y reversibles como hidrofóbicas, de Van der Walls o puentes hidrógeno. Modernamente en el diseño de nuevos fármacos se utilizan descriptores, que categorizan una molécula por aspectos electrónicos, geométricos, cuánticos, termodinámicos y de conectividad, eso viabiliza la utilización de herramientas informáticas en el diseño de estructuras referenciales o cabezas de serie.

El término fármaco no se le debe confundir con el término droga, pues este error proviene de una equívoca traducción de -drug- del Inglés, por ello -droga- no necesariamente es un sinónimo de fármaco y este error aún se observa en muchos textos de Farmacología.

Cuando el fármaco, que es el principio activo, se lo presenta como una forma farmacéutica determinada, se lo denomina medicamento, aquí ya se incluyen contingentes tecnológicos de fabricación, que determinarán una biodisponibilidad y estabilidad adecuada de esa presentación. Es decir buena absorción en un lapso de tiempo, y no degradación química o físico química que afecten su funcionamiento en un organismo vivo, es decir sin menoscabar una adecuada absorción, pasen de la fase biofarmacéutica a la fase farmacocinética que determina la llegada exitosa de una molécula bioactiva a la biofase o sitio de acción, en niveles de concentración que garanticen un efecto. Hoy el tremendo avance en proteonómica y las consiguientes alteraciones que pueden sufrir las proteínas en sus estructuras terciarias principalmente, abren nuevos y sugestivos andariveles en la investigación de moléculas bioactivas para combatir peligrosos agentes infecciosos como virus, bacterias y el cáncer.

Esta definición se acota a aquellas sustancias de interés clínico, es decir aquellas usadas para la prevención, diagnóstico, tratamiento, mitigación y cura de enfermedades[16]y se prefiere el nombre de tóxico para aquellas sustancias no destinadas al uso clínico pero que pueden ser absorbidas accidental o intencionalmente; y droga para aquellas sustancias de uso social que se ocupan para modificar estados del ánimo.

Los fármacos pueden ser sustancias creadas por el hombre o producidas por otros organismos y utilizadas por aquel. De esta forma, hormonas, anticuerpos, interleucinas y vacunas son considerados fármacos al ser administrados en forma farmacéutica. En resumen, para que una sustancia biológicamente activa se clasifique como fármaco, debe administrarse al cuerpo de manera exógena y con fines médicos.

Los fármacos se expenden y utilizan principalmente en la forma de medicamentos, los cuales contienen el o los fármacos prescritos por un facultativo

Se entiende por medicamento al estado bajo el cual se presenta un fármaco para su uso práctico para la consideración del máximo beneficio terapéutico para el individuo y minimizando los efectos secundarios indeseables.

Un **medicamento** es la suma de una forma farmacéutica + acondicionamiento (envasado, etiquetado, estuchado, prospecto).

El acondicionamiento primario es aquel envase o cualquier otra forma de acondicionamiento que se encuentre en contacto directo con el fármaco o forma farmacéutica (blíster, tubo, frasco, etc.). El acondicionamiento secundario es el embalaje exterior en el que se encuentra el acondicionamiento primario (estuche, caja, prospecto, etc.)

Las formas farmacéuticas son los principios activos más los excipientes. Son un producto semiterminado en presentación:

- Líquidas: Solución, jarabe, tintura, infusiones, aerosoles, colirio, inyectables e infusión parenteral, extracto, emulsión, enema, colutorios y gargarismo

- Sólidas: Polvos, granulados, tabletas, grageas, cápsula, píldoras o glóbulo homeopático.

- Semisólidas: Suspensión, emulsión, pasta, crema o pomada, ungüento, geles, lociones, supositorios, óvulos, jaleas y cremas anticonceptivos y linimentos.

- Otras: Nanosuspensión, emplasto, dispositivos transdérmicos, aspersores, inhaladores e implantes.

Los nombres comerciales de los medicamentos varían en muchos países aun cuando posean el mismo fármaco; es por eso que se recurre a utilizar el nombre del medicamento acompañado del nombre del fármaco. [17]

Los fármacos pueden ser sintetizados o extraídos de un organismo vivo, en este último caso, debe ser purificado y/o modificada químicamente, antes de ser considerado como tal. La actividad de un fármaco varía debido a la naturaleza de estos, pero siempre está relacionado con la cantidad ingerida o absorbida. Por ejemplo, los medicamentos oncológicos, que curan el cáncer, son conocidos como ingredientes activos altamente potentes (*highpotent active ingredients*) y se usan en concentraciones muy pequeñas para curar un tipo especial de cáncer. Cada uno de estos causa muchos efectos secundarios y la sobredosis puede afectar negativamente a células sanas, tal es el caso del oxaliplatino, letrozol, cisplatino, anaztrazole, etc. [16]

La dispensación es el acto en que el farmacéutico entrega la medicación prescrita por el médico al paciente, junto a la información necesaria para su uso racional. Es un acto de responsabilidad profesional aislado en el tiempo, cuya sucesión en cada paciente puede generar un seguimiento fármaco terapéutico, descrito dentro de la atención farmacéutica.

El farmacéutico es el encargado de proporcionar la medicaciónprescrita por el médico, cuando fuera necesaria receta médica; o aquella otra solicitada por el consumidor o usuario, cuando no se requiera receta médica, y si así lo considera oportuno y adecuado para el paciente.[18]

Se considera **psicoactivo** a toda sustancia química de origen natural o sintético que al introducirse por cualquier vía (oral-nasal-intramuscular-intravenosa) ejerce un efecto directo sobre el sistema nervioso central (SNC), ocasionando cambios específicos a sus funciones; que está compuesto por el encéfalo y la médula espinal, de los organismos vivos. Estas sustancias son capaces de inhibir el dolor, modificar el estado anímico o alterar las percepciones. Algunas de las drogas psicoactivas: cocaína, crack, metilfenidato (ritalín), efedrina, MDMA (éxtasis), mescalina, LSD, psilocibina (psilocybecubensis u hongospsilocibios), salvia divinorum, difenhidramina (benadryl), amanita muscaria, paracetamol (tylenol), codeína, tabaco, bupropion, cannabis, hachís.

Adicción se caracteriza por Pupilas dilatadas producidas por el consumo de droga psicoactiva. Se considera que una sustancia psicoactiva genera adicción en su consumidor cuando genera síndrome de abstinencia al dejar de consumirla. [19]

Dependencia es cuando una sustancia psicoactiva genera dependencia en su consumidor cuando cumple al menos tres de cuatro requisitos:

1. Genera síndrome de abstinencia al dejar de consumirla.
2. Llevan al consumidor a la reincidencia.
3. Es utilizada con fines recreacionales, no terapéuticos.
4. Tiene la capacidad de influir cambios sobre las funciones normales de la mente del consumidor.

El medicamento de venta libre, también llamado Over The Counter (OTC, por sus siglas en inglés) o medicamento de venta directa o medicamento sin prescripción es aquel que no requiere una prescripción o receta médica para su adquisición. [20]Se trata de una categoría de medicamentos producidos, distribuidos y vendidos a los consumidores/usuarios para que los utilicen por su propia iniciativa. Los medicamentos de venta libre conforman un grupo de fármacos destinados al alivio, tratamiento o prevención de afecciones menores con los que se posee una amplia experiencia de uso. Han sido autorizados expresamente como tales por las autoridades sanitarias de cada país.

En 1990 la Organización Mundial de la Salud adoptó como definición de medicamento de venta libre u OTC la siguiente: "... medicamentos cuya entrega y administración no requieren de la autorización de un facultativo. Pueden existir diferentes categorías para estos medicamentos, de acuerdo con la legislación de cada país."[21]

Los medicamentos de venta libre generalmente cumplen con las siguientes características:

- sus beneficios son mayores que sus riesgos potenciales;
- poseen bajo potencial de uso indebido y abuso,

- los consumidores/usuarios pueden utilizarlos para afecciones que pueden reconocer en sí mismos(as);
- pueden etiquetarse adecuadamente (poseen información del producto en sus estuches o en el interior a través del prospecto);
- no es necesaria la intervención de profesionales de la salud para su uso seguro y eficaz.

Estos productos pueden conseguirse únicamente en las farmacias o también en otros establecimientos comerciales, según la regulación de cada país. Asimismo, en América Latina algunos países realizan campañas (por ejemplo, en Colombia) [21], para difundir la diferencia entre medicamentos de venta libre y medicamentos que requieren una prescripción o receta médica para su adquisición.

Conforman, según lo manifestado por la Organización Mundial de la Salud, uno de los pilares del autocuidado: "lo que las personas hacen por sí mismas para mantener su salud, prevenir y tratar la enfermedad";[22]dentro del marco de lo que se denomina automedicación responsable, en la que el consumidor/usuario trata sus enfermedades o síntomas con medicamentos que han sido aprobados, están disponibles para la venta sin prescripción o receta médica y son seguros y eficaces cuando se usan en las condiciones establecidas. Es por lo tanto una actividad legal, pero requiere información calificada e independiente para poder tomar buenas decisiones.

Lo anterior es distinto a la automedicación, la cual consiste en la adquisición de medicamentos que requieren prescripción o sin contar con ella. La automedicación tiene consecuencias tanto económicas como sanitarias. Por un lado, puede implicar mayores gastos por intoxicación. Y por otro lado, podría empeorar una enfermedad o generar una nueva.

Un paciente **polimedicado** es aquella persona con una o varias enfermedadescrónicas que toma más de seis medicamentos, diariamente y de forma continuada, durante un período igual o superior a seis meses. Esta definición puede cambiar tanto en el número de medicamentos, como en el tiempo necesario de consumo de fármacos, dependiendo del programa de atención de cada comunidad. [23]

Un **placebo** es una sustancia farmacológicamente inerte que se utiliza como control en un ensayo clínico. El placebo es capaz de provocar un efecto positivo a ciertos individuos enfermos, si éstos no saben que están recibiendo una sustancia inerte (ej. agua, azúcar) y que creen que es un medicamento. Esto se denomina efecto placebo y es debido a causas psicológicas.

Está claro que el efecto placebo no puede curar cualquier enfermedad. Un cáncer, por ejemplo, no es tratable con solo placebos. Los efectos solo se limitan a aliviar síntomas relativamente superficiales y no a curar realmente la enfermedad de fondo; a menos que desde el comienzo la enfermedad en cuestión no existiera y solo se tratara de un desequilibrio psicológico (compensado luego también psicológicamente).

Hipótesis

Mediante la aplicación de un programa educativo y terapéutico podemos disminuir el hábito de automedicación y elevar los conocimientos en adultos entre 40 y 60 años pertenecientes al consultorio número 16.

Novedad científica

Existen estudios que han permitido identificar los problemas causados en el adulto con respecto a la ingestión de medicamentos sin prescripción facultativa ya sea en el mundo y en el país. Constituye una novedad en el área poder desarrollar una investigación de esta particularidad cuando existen solo evidencias de estudios generales y de tipo observacional descriptivo.

Este trabajo es de vital importancia para elevar la cultura sanitaria en la prevención de la automedicación.

Objetivo General

Evaluar los resultados de una intervención educativa y terapéutica sobre la automedicación en el adultos entre 40 y 60 años perteneciente al Consultorio médico de familia número 16 del Área de salud San Cristóbal durante el periodo 2015 – 2016.

Específicos

1. Caracterizar el grupo de estudio según: edad, sexo, grupo dispensarial y enfermedades que padecen.

2. Describir la automedicación en cuanto a: uso de medicamentos, tipo de medicamento, y tiempo de consumo así como la presencia de polifarmacia antes y después de la intervención .

3. Evaluar conocimientos previos y posteriores a la intervención sobre automedicación en la población en estudio.

4. Determinar el grado de satisfacción del tratamiento en los pobladores después de realizar la intervención.

Métodos

Clasificación de la investigación: Investigación Desarrollo X

Contexto de la investigación.

Se realizó una investigación aplicada basada en una intervención educativa y terapéutica dirigida a modificar la automedicación en adultos de edades entre 40 y 60 años de edad pertenecientes al consultorio médico de familia número 16 del Área de Salud San Cristóbal.

Universo y muestra.

El consultorio 16 del área de salud San Cristóbal tiene un total de 591

pacientes que cursan entre 40 y 60 años de edad constituyeron el universo de estudio.

La muestra de 103 pacientes se conformó con aquellos que cumplieron con los requisitos de inclusión.

Criterios de inclusión.

> Pacientes entre 40 y 60 años dispensarizados en el consultorio médico, residentes de la localidad de forma permanente.

> Pacientes que estén de acuerdo a participar en el estudio con consentimiento informado previamente.

> Con capacidades físicas y mentales aptas para responder el cuestionario y participar en la intervención educativa.

Criterios de exclusión:

Se tendrán en cuenta para la exclusión los pacientes que no estén entre 40 y 60 años de edad, los que se trasladen de residencia, o no asistan al 70% de las actividades planificadas.

Operacionalización de las variables

Las variables seleccionadas para el estudio se tomaron desde la historia clínica individual y familiar y de la entrevista directamente a los pacientes, a continuación se relacionan, aclarando en cada caso la escala de clasificación utilizada.

Operacionalización de las principales variables utilizadas

Variable	Tipo de variable	Escala	Definición operacional
Edad	Cuantitativa continua	40 – 50 años. 51 - 60 años.	Años Cumplidos
Sexo	Cualitativa nominal dicotómica	Según sexo biológico - Masculino - Femenino	Sexo biológico teniendo en cuenta los caracteres sexuales
Grupo Dispensarial	Cualitativa nominal politómica	Grupo I Grupo II Grupo III Grupo IV	Según los datos en historias de Salud Familiar y basado en la clasificación establecida por el Sistema Nacional de Salud Grupo I(supuestamente sano) Grupo II(con riesgo) Grupo III(enfermo) Grupo IV(con secuelas)
Enfermedades	Cualitativa nominal politómica	Hipertensión arterial Diabetes Mellitas Asma Bronquial Cardiopatía Isquémica Hipocolesterolemia Otras.	Tomados de las historias de salud familiar e individual

Variables que corresponden al consumo de medicamentos

Uso de Medicamento	Cualitativa nominal	No consume medicamentos (no incluye vitaminas o productos naturales). Usa al menos 3 de forma habitual. Usa de 3 a 6 por más de treinta días o indicados por diferentes médicos. Usa más de 6 medicamentos. Se automedican o no lleva control de los medicamentos que toma	Características del uso de medicamento según los indicadores de la Escala Geriátrica de Evaluación Funcional
Tipo de medicamento que consume	Cualitativa nominal politómica	Analgésicos Antiinflamatorios Antidepresivos. Vitaminoterapia Otros	Tratamiento específico para su enfermedad de base u otros medicamentos de consumo habitual(más de 2 veces por semana frecuentemente)
Tiempo de consumo de medicamento s no relacionados con la enfermedad de base.	Cualitativa nominal	Menos de 1 mes. De 1 mes hasta 1 año Más de 1 año	Según la encuesta aplicada y lo referido al tiempo de consumo

Variables que corresponden a los resultados de la intervención

Conocimientos previos y después de la intervención, sobre automedicación.	Cualitativa nominal dicotómica	Suficientes e insuficientes.	Según resultados de las encuestas aplicadas antes y después de la intervención Suficiente (cuando respondan al menos 5 ítem) Insuficiente (cuando respondan 3 o menos ítem)
Grado de satisfacción después de modificar el tratamiento	Cualitativa nominal	Se consideran positivos los cambios y ha logrado adaptarse a ellos Se consideran positivos pero no logra adaptarse al nuevo tratamiento Considera que los cambios han influido de forma negativa en su estado de salud	Se tiene en cuenta la opinión del paciente sobre las políticas terapéuticas implementadas

Metodología del trabajo

Primera etapa

En la primera etapa fue necesario proceder a la explicación del consentimiento informado que se   le aplicó a cada persona pesquisada, fue registrado en la historia clínica individual siguiendo el formato original (anexo 1) una vez conseguido el mismo se llenó una planilla de recolección de datos generales mediante el uso de la Historia clínica individual o familiar así como también en entrevistas directas al paciente (anexo2) donde se plasmaron los datos generales, con el fin de identificar aquellos pacientes que se automedican, luego que se obtuvo la muestra para realizar el trabajo con las planillas de automedicación.

El llenado de la planilla relacionada con la automedicación (anexo 3), se aplicó a todos los pacientes incluidos en la investigación siendo parte de la muestra. Se confeccionó un cuestionario inicial de conocimientos previos de la intervención   (Anexo 4). Los cuestionarios de conocimiento se realizaran directamente en el marco de las consultas médicas de control y seguimiento o en las visitas al hogar con el apoyo de la enfermera y directamente con el jefe del proyecto. Los cuestionarios se aplicaron inicialmente a un grupo de pacientes para evaluar su comprensión y posteriormente fueron analizados.

Segunda etapa

Comenzó con la aplicación de una intervención educativa y terapéutica.

Para la intervención terapéutica se programó la evaluación de todos los adultos de edad media (bajo los criterios de inclusión) en interconsulta con especialistas del Grupo Básico de Trabajo y respetando su programa de asistencia al consultorio, la enfermera estuvo encargada de la organización de la consulta programada y garantizó junto al jefe de la investigación que los pacientes fueran citados. En la misma se realizó la revisión de los documentos, evaluación y modificación del uso inadecuado de medicamentos que no guardaban relación con una enfermedad de base, y del grado de satisfacción ante los cambios. La intervención educativa fue efectuada en varios encuentros de 30 minutos de duración (según el programa) usando el propio consultorio para la realización de las actividades, empleando el horario de la tarde por la poca afluencia de pacientes y más factibles para los pacientes que trabajan. Se organizó por pequeños grupos que pertenecen al mismo CDR para una mejor organización y facilitar el trabajo. Usamos medios de enseñanza y propaganda gráfica sobre el tema de automedicación en cada uno de los encuentro.

 Mediante la aplicación del cuestionario de conocimientos final (Anexo 5) se realizó la evaluación de la intervención. Se evaluó de suficiente aquel que respondió correctamente 5 ítem e Insuficiente (cuando respondieron 3 o menos ítem) Mediante la re- evaluación en consulta relacionada con la satisfacción y adaptación a los cambios terapéuticos implementados para lo que se empleó una entrevista semi – estructurada con tales fines (Anexo 6).

Diseño de la intervención

Estrategia educativa: Consiste en procederes conductuales y de comunicación capaces de modificar estilos de vidas en el adulto.

La estrategia educativa propuesta, se desarrolló con los Adultos de edades media   durante 4 semanas,   divididos por un encuentro semanal realizados a manera de clases demostrativas y dinámicas de grupos, teniendo en cuenta la necesidad que al menos el 70 % de la asistencia de   los mismos. La metodología usada en esta estrategia estuvo basada en su carácter abierto y flexible, participativo, grupal, práctico y vivencial; sus objetivos y fundamentos responden a los principios y valores de la educación popular, la participación democrática, el desarrollo organizativo, la transformación y el cambio de vida.

El   objetivo principal del proceso está vinculado a aportarles conocimientos sobre los temas de mayor relevancia. Los pacientes fueron capaces durante la intervención de   analizar sus experiencias, reconocer con sentido crítico las acciones los errores, y los obstáculos para transformar y mejorar su realidad.

Objetivos de la Intervención

1. Elevar el nivel de conocimientos del riesgo de la automedicación en los adultos ente 40 y 60 años de edad.

Sesiones de trabajo.

Primera sesión.

Tema: Introducción.

Objetivos:

1. Crear un ambiente de confianza.
2. Valorar las expectativas que suscita la actividad
3. Presentar el Programa y la Metodología a seguir.
4. Plantear la problemática actual sobre la automedicación en el adulto.

Segunda sesión. Capacitación

Objetivos: Tratar los temas de mayor interés relacionados con la automedicación en el adulto.

Temas para impartir

1. Automedicación y polifarmacia.
2. Principales interacciones medicamentosas.
3. Cambios en estilos de vida y práctica de ejercicios físicos
4. Fármacos de utilización frecuentes y sus interacciones
5. Políticas terapéuticas más comunes

Tercera Sesión: Dinámica Grupal

Objetivos: Demostrar mediante técnicas asertivas la nocividad de la ingestión de medicamentos.

El guía de la actividad a través de ejemplos o una situación problémica real, simulada los efectos indeseables de una terapéutica mal empleada. Discute los argumentos que propiciaron las reacciones adversas.

A través de una lluvia de ideas hace rememorar a los participantes una situación similar que hayan vivido o conocido.

Finalmente se realizó el cierre de la actividad con una carta escrita renunciando a la automedicación y la polifarmacia, la que fue redactada por un participante.

Se propuso además la elaboración de mensajes de salud elaborados por los propios pacientes relacionados con el tema sobre la base de lo aprendido. Se confeccionaron medios de enseñanza y propagandas gráficas para culminar la actividad, las mismas fueron colocadas en lugares públicos que el propio paciente escogió.

Procesamiento estadístico

Todos los datos extraídos fueron registrados en una sábana, siendo tabulados y procesados, empleándose en la mayoría de los casos la distribución de frecuencias absolutas y relativas. Se confeccionaron tablas de contingencias para la aplicación de la prueba estadística chi-cuadrado, utilizando el sistema automatizado MICROSTAT, al buscar la relación de dependencia-independencia entre las variables y McNemar para determinar los resultados de la intervención , donde se tomaron como nivel de significación 0,05 significativo.

Los resultados se presentaron en cuadros y tablas que permitieron una mejor comprensión y análisis de los mismos para compararlos con la literatura nacional y extranjera que se consulte.

2. Se tuvieron en cuenta para el estudio además de los métodos cuantitativos otros métodos teóricos.

- Histórico – lógico: Nos permitió realizar el análisis del comportamiento del problema desde el nivel internacional, nacional hasta llegar al del municipio.

- Análisis y síntesis: Posibilitó arribar a conclusiones acerca del estado de conocimientos sobre el fenómeno relacionado con la automedicación.

- Inducción y deducción: Permitió obtener de forma lógica el conocimiento científico y establecer la unidad entre lo particular, lo singular y lo generar.

- Entre los métodos empíricos se utilizó el cuestionario.

Aspectos éticos

Para la implementación de nuestro trabajo se censo toda la bibliografía disponible al efecto y se citaron las referencias de cada tema.

En la primera parte de la investigación se buscaron detalladamente las historias de salud familiar que se encuentran archivadas en el consultorio médico de la familia, sin extraerlas del local. El trabajo se realizó únicamente por el equipo de investigación citado anteriormente.

En los datos disponibles no se usaron los nombres de los pacientes ni su dirección, no se usarán los datos obtenidos para otros fines que no sean los propios de dicho estudio.

A todos los pacientes y sus familias se les solicitó el consentimiento para participar en la investigación garantizando los principios de autonomía y confidencialidad.

Análisis y Discusión de los resultados.

Tabla 1. Distribución de adultos en la edad media según edad y

Grupos de edades	Masculino		Femenino		Total	
	No	%	No	%	No	%
De 40 a 50 años.	24	23,3	37	35,9	61	59,2
De 51 a 60 años.	15	14,6	27	26,2	42	40,8
Total	39	37,9	64	62,1	103	100,0

sexo correspondientes al CMF No. 16.

$$X^2 = 0,0277 \quad p = 0,8677$$

En la tabla I se muestra la distribución del grupo de estudio, donde hay un predominio del sexo femenino con un (62.1%), sobre el masculino con un (37.9%).El grupo etáreo que predomina es el de 40 a 50 años con un (59.2%) para ambos sexos, seguido del grupo de 51 a 60 con un (40.8%), para un total de 103 pacientes que representan el 100% de la muestra. No existe asociación entre el grupo de edad y el sexo.

El Centro Internacional de Investigación en Estados Unidos recientemente reportó que el comportamiento demográfico de la población en más de 30 países, estuvo a favor del sexo femenino, predominando genéricamente en relación con los masculinos, argumentando estos resultados en la población general por el efecto directo de las condiciones de vida favorables y el bienestar socioeconómico en que viven las mujeres, así como la influencia de factores de riesgo como el tabaquismo y el alcohol que tienen mayor incidencia en los hombres, y que está demostrado su efecto negativo sobre la salud del individuo.[24]

Otros estudiosos del tema se basan en que la incidencia de las enfermedades malignas es mayor en hombres que en mujeres, lo que ha justificado la inversión de la pirámide poblacional en cuanto a género se trata, con predominio del sexo femenino. Se ha planteado también la mayor preocupación de la mujer por su salud y por la protección estrogénica. [25]

Tabla 2. Distribución de adultos de la edad media según Antecedentes de Enfermedad que motivaron el consumo y sexo. CMF No 16.

Antecedentes de Enfermedades Patológicas.	Femenino		Masculino		Total	
	No.	% (N = 64)	No.	% (N = 39)	No.	% (N = 103)
Antecedentes de salud	4	6.2	2	5.1	6	5.8
Hipertensión Arterial	59	92.1	26	66.7	85	82.5
Diabetes Mellitus	38	59.3	21	53.8	59	57.2
Cardiopatía Isquémica	21	32.8	4	10.2	25	24.2
Osteoartritis	12	18.7	3	7.7	15	14.6
Asma Bronquial	15	23.4	9	23.0	24	23.3
Hipocolesterolemia	11	17.1	7	17.9	18	17.4

Nota: Un paciente puede consumir uno o más medicamentos para la misma afección, como también puede no padecer de enfermedad alguna o de más de una a la ves en esta tabla se repitió cuantas veces el paciente lo refirió.

En la tabla 2. Se reflejan los motivos más frecuentes de consumo, siendo la hipertensión arterial (HTA) la afección que provocó el mayor consumo, ya que encontramos pacientes que tenían indicado uno o más medicamentos para el control de la presión arterial, le sigue la diabetes mellitus, las cardiopatías isquémicas, siguiéndolos el Asma Bronquial .La hipercolesterolemia es también una de las afecciones expuestas en la tabla y que afecta al población en estudio con un menor porcentaje. Los dolores articulares evidencian la presencia de artrosis y artritis en estos pacientes aunque en menor escala según se demuestra. Queremos señalar que si añadimos a la hipertensión las afecciones cardíacas que fueron motivo de consumo, se confirma que la morbilidad cardiovascular influye de forma importante en la población, y de hecho es la primera causa de mortalidad.

En otros estudios relacionados con antecedentes patológicos personales en paciente de 40 a 60 años se han reportados resultados similares a los recogidos en mi estudio, ocupando las enfermedades crónicas no trasmisibles como la Hipertensión Arterial, el Asma Bronquial, la Diabetes Mellitus y las Cardiopatías Isquémicas las de mayor por ciento de incidencia.[25]

La hipertensión arterial es un importante factor de riesgo de progresión de las enfermedades renales crónicas y un predictor del desarrollo de la insuficiencia renal crónica terminal, por lo que existe consenso sobre la importancia de su adecuado diagnóstico y control en estos pacientes. Un número muy elevado de enfermos no son diagnosticados a nivel ambulatorio, lo que presupone una evolución más rápida hacia las complicaciones renales y cardiovasculares. [26].

En una investigación realizada se mostró que solo el 11,2% de los casos estudiados estaban controlados [27], por lo que se demuestra que la detección precoz y el manejo adecuado de este padecimiento permite mejor control de la misma. [27].

La diabetes mellitus (DM) es un problema de salud importante en nuestra sociedad representando un porcentaje importante de los pacientes que ingresan en los Hospitales por encima de los 60 años. Además la DM es una enfermedad que predispone a patologías cardiovasculares, renales e infecciosas, patologías que con frecuencia requieren Cuidados Intensivos. Así pues, los pacientes diabéticos ingresados presentarán un aumento en su morbi-mortalidad. [28].

En otros estudios se ha encontrado que en los meses de Septiembre a Febrero existe mayor frecuencia de inicio de la enfermedad diabética que en resto del año, es posible que esto sea debido a un factor exógeno desencadenante o quizás alguna infección de origen viral. Los diabéticos son dos veces más propensos a enfermedades coronarias y accidentes cerebrales que los no diabéticos, ciertos medicamentos que bajan la glucosa en la sangre también elevan el colesterol, lo cual propicia la formación de ateromas. Ellos representan el 20% de los pacientes con enfermedades renales en fase terminal que se incluye en los programas de hemodiálisis, y constituyen uno de los grupos más grandes de ciegos entre la población adulta. Además existe estrecha relación entre la enfermedad diabética y la arterioesclerosis, la obesidad y la hiperlipoproteinemia, un diagnóstico oportuno permite atender y brindar asistencia diferenciada a los pacientes en un estadío incipiente de la enfermedad, y por ende se prevén las complicaciones o formas malignas de presentación, ya que en el anciano se duplica, la posibilidad de padecer estas enfermedades crónicas. [29, 30].

Tabla 3. Características del consumo de medicamentos según la edad y sexo. CMF No 16

Grupo de edades	Consumen diariamente				Consumen eventualmente				Total	
	M	F	No.	%	M	F	No.	%	No.	%
40 a 50	16	31	47	77.0	8	6	14	22.9	61	59.2
51 a 60	13	22	35	83.3	2	5	7	16.7	42	40.8
TOTAL	29	53	82	79.6	10	11	21	20.4	103	100.0

$$X^2 = 0,2799 \quad p = 0,5967$$

Nota: La categoría de "no consume medicamentos nunca "no se incluye por no haber presentado ningún caso reportado

El consumo de medicamentos en cualquier grupo, depende de muchos factores, entre los que podemos mencionar, la morbilidad, la disponibilidad del fármaco y el cumplimiento del tratamiento por parte del paciente, entre otros factores, que varían de una región o institución a otra y según el período en que se realiza el estudio. En nuestra investigación el 79.6 % de los adultos consumían medicamentos diariamente, siendo el grupo de 40 a 50 años el que mayormente lo hace, sobresaliendo el sexo femenino con respecto al masculino a pesar de que según incrementa la edad se acrecienta el deterioro, este hecho puede estar relacionado con las características de nuestra muestra. Solo el 20.4 % lo hacía eventualmente. Se puede decir que no existe asociación entre los grupos de edades y en nivel de consumo de medicamento. En algunos estudios revisados por nosotros, encontramos que el consumo de fármacos es mayor, [31] aunque en otros casos resultó similar al nuestro. [32]

La comunidad de adultos de la edad media presenta por lo regular más de un problema médico para los cuales solicitan acciones terapéuticas que les promuevan bienestar, y en la mayoría de los casos se pretende hallar con el uso de medicamentos. Esto provoca que el consumo de fármacos sea elevado La elevada medicación en el adulto se ha demostrado en diversos estudios.

Tabla 4. Distribución de adultos de la edad media según sexo y cantidad de medicamento que consume. CMF No 16

Número de medicamentos que consume regularmente	Femenino		Masculino		Total	
	No	%	No	%	No	%
Solamente uno	7	10,9	5	12,8	12	11,7
2 a 3	33	51,6	22	56,4	55	53,4
4 a 5	21	32,8	9	23,1	30	29,1
Más de 5	3	4,7	3	7,7	6	5,8
Total	64	100,0	39	100,0	103	100,0

De la población estudiada el 53,4 % utiliza 2 a 3 fármacos, con mayor número del sexo femenino, cifra a tener en cuenta, pues corresponde a más de la mitad del grupo total encuestado (n=103), mientras que solo un 5.8% refirieron tomar más de 5 medicamentos. Por supuesto, en ocasiones específicas un individuo puede consumir 4 o más fármacos por necesidades irrefutables. Ya hemos alegado anteriormente la frecuencia de "patología múltiple" en estas edades y muchas veces esta multiplicidad concierne a enfermedades crónicas no trasmisibles que requieren medicación perenne. Nuestra posición en esta situación es no incluirla dentro del concepto "polifarmacia". [33]

Todos conocemos la frecuencia y magnitud de reacciones adversas que aparecen cuando se mezclan medicamentos. Algunas de ellas conducen a malestares de extrema importancia como los vértigos, inestabilidad para la marcha, somnolencia y confusión que quebrantan la funcionalidad biológica, psicológica y social incuso hasta afecciones grastro-intestinales, tal como también apuntaran Gusney[34] y Pallow[33] en sus casuísticas respectivas.

Todo lo cual nos infiere pensar en una estrategia interventiva para revertir dicha problemática.

Los estudios de utilización de medicamentos constituyen un instrumento imprescindible para la evaluación del impacto y de las consecuencias beneficiosas o perjudiciales del consumo de los mismos por la comunidad, ello posibilitará a las autoridades sanitarias una correcta toma de decisiones en el área del manejo de los recursos terapéuticos farmacológicos disponibles, así como también el análisis de los beneficios, los efectos adversos y el costo económico.

Tabla 5. Distribución de adultos de la edad media según sexo y tipo de medicamento que consume. CMF No 16

Tipos de medicamentos	Femenino n=64		Masculino n=39		Total n=103	
	No	%	No	%	No	%
Hipotensores	48	75.0	21	53.8	69	66.9
Diuréticos	26	40.6	7	17.9	33	32.0
Hipoglucemiantes	31	48.4	11	28.2	42	40.8
Broncodilatadores	13	20.3	10	25.6	23	23.3
Antiácidos	5	7.8	6	15.3	11	10.7
Sedantes e Hipnóticos	10	15.6	4	10.2	14	13.6
Analgésicos	7	10.9	13	33.3	20	19.4
Antibióticos	12	18.7	8	20.5	20	19.4
Laxantes	2	3.1	1	2,6	3	2.9
Otros	3	4.7	2	5.1	5	4.8

En el grupo de mujeres estudiadas los medicamentos más consumidos fueron: hipotensores para un 75.0 % de los casos, hipoglucemiantes 48.4 %, diuréticos 40.6 %, broncodilatadores 20.3 %, antibióticos 18.7 %, sedantes 15,6 %, analgésicos 10.9% y laxantes con solo un 3.1 %.

Hubo coincidencia al analizar los resultados en los hombres. De forma general se   observa un consumo significativamente mayor en los siguientes fármacos: hipotensores con un 53.8 %, seguido de analgésico con un 33.3 %, hipoglucemiantes 28.2 %, broncodilatadores 25.6 %, antibióticos 20.5 %, diuréticos 17.9 %, antiácidos 15.3 %, y con menos frecuencia sedantes y laxantes con

10.2 % y 2.6 % respectivamente. Otros estudios realizados difieren en algunos aspectos relacionados con el nuestro, exhibiendo que los grupos de medicamentos más indicados resultaron ser los analgésicos muy seguidos de los diuréticos y los psicofármacos, también fueron de gran significación los antidiabéticos, hecho que difiere con nuestra casuística. La aspirina y el nifedipino estuvieron incluidos en la medicación referida por otros autores. [31,32]

Tabla 6. Tiempo de consumo de medicamentos no relacionados con la enfermedad de base según grupo de edades. CMF No 16.

Tiempo de consumo	De 40 a 50 años		De 51 a 60 años	
	No.	%	No.	%
Menos de un mes	21	34.4	19	45.2
De un mes a un año	33	54.1	21	50.0
Más de un año	7	11.5	2	4.8
Total	61	100.0	42	100.0

Según la tabla que muestra el tiempo de consumo de los medicamentos no relacionados con la enfermedad de base. Se evidencia que de un total de 61 pacientes entre 40 y 50 años de edad, hay 33 pacientes que consumen medicamentos por un tiempo prolongado de un mes hasta un año. De igual forma con un total de 42 encuestados, 21 pacientes de 51 a 60 años de edad, consumen medicamentos, representando un 50% de este total, cabe señalar la importancia que se le atribuye ya que con menor cantidad de pacientes existe un número elevado de consumo. Para otros autores [35] el 75% de la población adulta recibe más de un medicamento de cualquier tipo, con el incremento lógico de reacciones adversas, pudiendo atribuirse al incorrecto asesoramiento médico, el no asesoramiento de tratamientos prolongados y la alteración en la administración adecuada del fármaco por parte del paciente, a lo que podemos agregar que no es solo un médico el prescriptor en varias ocasiones.

Tabla 7. Conocimientos de los pacientes previos y después de la intervención, sobre automedicación.CMF No 16.

Nivel de conocimientos sobre automedació n.	Previo a la intervención		Después de la intervención	
	No.	%	No.	%
Suficiente	95	92.2	103	100.0
insuficiente	8	7.8	0	0.0
Total	103	100.0	103	100.0

$X^2_{McNemar} = 6{,}13$

En la tabla se muestra el nivel de conocimientos alcanzados por los pacientes en el estudio, demostrando que previo a la intervención 95 pacientes fueron capaces de responder de forma suficiente la entrevista de un total de 103, representando un 92.2 %, siendo este un alto índice, con un pequeño grupo de 8 participantes que no respondieron correctamente. Luego de la intervención educativa se muestra un mejor resultado siendo un 100 % del total los que respondieron de forma correcta. Este resultado muestra el cumplimiento del objetivo principal del proceso que está vinculado a aportarles conocimientos a los adultos en la edad media sobre los temas más importantes y con mayor relevancia. A través de la intervención los pacientes fueron capaces de analizar sus experiencias, reconocer los errores y los obstáculos para transformar y mejorar su calidad de vida.

El presente trabajo permitió modificar los conocimientos en los adultos de edad media comprendida entre 40 y 60 años, así como transformar algunos factores de riesgo que tienen influencia sobre la automedicación.

Tabla 8. Grado de satisfacción de adultos según el sexo después de modificar el tratamiento. CMF No 16.

Nivel de satisfacción	Sexo				Total	
	Femeninos	%	Masculino	%	No.	%
Positivo	53	51,5	27	26,2	80	77,7
No se adapta	7	6,8	10	9,7	17	16,5
Negativo	4	3,9	2	1,9	6	5,8
Total	64	62,1	39	37,9	103	100,0

En la tabla anterior se muestra el grado de satisfacción de la población en estudio después de haber aplicado la intervención y de modificar los conocimientos sobre la automedicación que tenían presentes los adultos de la edad media entre 40 y 60 años de edad. Para ello fue necesario aplicar una estrategia educativa que consistió en procederes conductuales y de comunicación capaces de modificar el estilo de vida en los adultos. Se realizo a manera de clases demostrativas y dinámicas de grupos con el objetivo de aportar conocimientos nuevos sobe este tema. Como resultado final so obtuvo que un 77.7% consideraron positivos los cambios propuestos por el jefe del proyecto y expresaron haber logrado adaptarse a ellos, dentro de este grupo un 51.5 % fueron mujeres y solo un 26.2 % del sexo masculino. Por otra parte un 16.5 % coinciden en que los cambios fueron positivos pero no logran adaptarse al nuevo tratamiento de ellos, un 9.7 % fueron hombres y solo un 6.8 % del sexo femenino.Consideran que los cambios han influido de forma negativa en su estado de salud un 5.8 % del total en estudio de ellos 3.9 % del sexo femenino y 1.9 % del masculino, para un total de 103 pacientes de los cuales 64 fueron mujeres y 39 del sexo masculino.

Conclusiones

Al considerar la relación que se establece entre el adulto de edad media con los regímenes medicamentosos debemos tener en cuenta los problemas que pudieran derivarse. La muestra de esta serie estuvo mayormente representada por el sexo femenino y el grupo de edad de 40 a 50 años, todos pertenecientes al CMF No 16. Encontramos que los grupos de medicamentos más consumidos fueron hipotensores, hipoglicemiantes, diuréticos, sedantes, y analgésicos, en ese mismo orden; se evidenció que un gran porciento de los casos consumen entre 2 y 3 medicamentos, y en menor porcentaje el grupo de más de 5 medicamentos. Dentro de los antecedentes patológicos personales que motivó al consumo de medicamentos se encontró mayoritariamente la Hipertensión Arterial, la Diabetes Mellitus, las Cardiopatías Isquémicas, y el Asma Bronquial en orden de frecuencia. El mayor porcentaje de los adultos entre 40 y 50 años consumen medicamentos diariamente. Con respecto a los conocimientos alcanzados fueron suficientes en el 100% de la población en estudio después de aplicada le intervención. Así como también fueron satisfactorios los resultados con el nivel de satisfacción de los pacientes y demostrados a la práctica.

Recomendaciones

- ✓ Divulgar los resultados del estudio entre los miembros del grupo básico de trabajo.
- ✓ Mantener la vigilancia y control de los pacientes que participaron en el estudio.
- ✓ Extender el programa educativo a pacientes que no pertenecen al CMF No16.

Revisión Bibliográfica

1. García Milián AJ, Alonso Carbonell L, López Puig P, YeraAlós I, Ruiz Salvador AK, Blanco Hernández N. Consumo de medicamentos referidos por la población adulta de Cuba, año 2007. Rev Cubana Med Gen Integr [Internet]. 2009 [citado 02 feb. 2014]; 25(4): 5-16. Disponible en:

http://scielo.sld.cu/scielo.php?script=sci_arttext&pid=S0864-2012

2. Organización Mundial de la Salud. AIDE MEMOIRE. Seguridad de los medicamentos. Farmacovigilancia. Primera etapa. Ginebra: OMS; 2004 [citado 31 Ene 2015]. Disponible en: http://apps.who.int/medicinedocs/documents/s17808es/s17808es.pdf

3. Albarracín, A. et. al. 1.984 *Historia del medicamento.* Vol. I. Ed. Doyma S.A. Barcelona. 99 pp.

4. Mª del Carmen Francés CausapéLa Colección de medicamentos.

5. Lastres, J.L. Director del Departamento de Farmacia y Tecnología Farmacéutica. Facultad de Farmacia - Universidad Complutense de Madrid. en la Página web de la Facultad de Farmacia y Bioquímica de laUniversidad de Buenos Aires.

6. Fernández Alonso María C. Maltrato a los Ancianos Grupo de Salud Mental del PAPPS: 2010

7. (Descargado el: 1-02-2016 ISSN 1727-897X Medisur 284 abril 2014 | Volumen 12 | Numero 1)

8. Ministerio de Educación Superior. Resolución 132/04: Reglamento de la Educación de Postgrado de la República de Cuba. La Habana: MES; 2004.

9. Bernaza G. Teoría, reflexiones y algunas propuestas desde el enfoque histórico cultural para la educación de postgrado. La Habana: MES; 2004.

10. Bernaza G, Lee F. Algunas reflexiones, interrogantes y propuestas de innovación desde la perspectiva pedagógica de la educación de postgrado. Revista Iberoamericana de Educación [revista en Internet]. 2004 [cited 3 Mar 2009] ; 34 (2): [aprox. 6p]. Available from: http://www.rieoei.org/deloslectores/755bernaza.PDF.

11. Bernaza G, Lee F. El aprendizaje colaborativo: una vía para la educación de postgrado. Revista Iberoamericana de Educación [revista en Internet]. 2005 [cited 3 Mar 2009]; 37 (3): [aprox. 6p]. Available from: http://www.rieoei.org/deloslectores/1123Bernaza.pd f.

12. Día Europeo para el Uso Prudente de los Antibióticos (consultado el 31 deoctubre de 2014)

13. De Frutos Hernansanz MJ, Lázaro Damas A, Llinares Gómez V, Azpiazu Garrido M, Serrano Vázquez A, López de Castro F. Reacciones adversas a medicamentos en un centro de salud. Aten Primaria 1994; 14: 783-6.

14. Oficina Nacional de Estadísticas Centro de Estudios de Población y Desarrollo 2010. Envejecimiento, Políticas Públicas y Desarrollo en América Latina. Retos presentes, necesidades futuras. MINSAP: ONE; 2010.

15. Blasco Patiño F, Martínez López de Letona J, Villares P, Jiménez AI. El paciente anciano polimedicado: efectos sobre su salud y sobre el sistema sanitario. Inf Ter SistNac Salud. 2005;29:152-62.

16. FDA U.S.food and drugadministration. «Definitions». *Federal Food, Drug, and CosmeticAct (FD&C Act)*(en inglés). Consultado el 16 de junio de 2010.

Instituto Nacional del Cáncer (NationalCancerInstitute). «Fármaco biológico». *Diccionario de cáncer*. Consultado el 1 de marzo de 2008. «Sustancia producida con un organismo vivo o sus productos; se usa para prevenir, diagnosticar o tratar el cáncer y otras enfermedades. Entre los fármacos biológicos se incluyen los anticuerpos, las interleucinas y las vacunas. También se llama sustancia biológica.»

↑http://www.boe.es/boe/dias/2011/11/30/pdfs/BOE-A-2011-18788.pdf

17. Ministerio de Salud Pública. Dirección de Medicamentos y tecnologías. Cuadro básico de medicamentos y productos naturales. La Habana: MINSAP; 2014. [citado 31 Ene 2015]. Disponible en: http://www.hospitalameijeiras.sld.cu/web_hha/sites/all/informacion/servicios/farmacia/Introducci%C3%B3n%20y%20anexos%20CBM%20Y%20PRODUCTOS%20NATURALES%20%202014.pdf

18. .Real Decreto 1718/2010, de 17 de diciembre, sobre receta médica yórdenes de dispensación. BOE. 2011/01/20; (17):6306-29.

19. Díez Abad, Paloma. «Psicología Europa». Consultado el 24 de junio de 2015.

↑Vocci, F. J.; J. Acri; A. Elkashef (2005). "Un desarrollo de medicamentos para los trastornos adictivos: El estado de la ciencia". *American Journal of Psychiatry* (162): 1431-1440.

Barbero-González A, Pastor-Sánchez R, del Arco-Ortiz de Zárate J, Eyaralar-Riera T, Espejo-Guerrero J. Demanda de medicamentos deprescripción sin receta médica. Aten Primaria. 2006; 37(2):78-90.

20. osep-Eladi Baños Díez, Baños, Josep-Eladi Baños Díez MagíFarréAlbaladejo, MagíFarréAlbaladejo, FarreMagíFarréAlbaladejoPrincipios de Farmacología Clínica: Basescientíficas de la utilización de medicamentosElsevier España, 2002 ISBN 84-458-1166-5

. Sobre los medicamentos OTC.

21. Sobre los OTC. http://www.aqfu.org.uy/informacion/index.php?Id=88&Pdf=1&Lan=es

22. Villafaina A, Gavilán E. Polimedicación e inadecuación farmacológica.PharmCare Esp. 2011;13(1):23-9.

23. Walston J, Hadley EC, Ferrucci L, Guralnik JM, et al. Research agenda for frailty in older adults: towards a betterunderstanding of physiology and etiology: summary fromthe American Geriatric Society / National Institute of Aging Research Conference on frailty in older adults. J Am GeriatrSoc 2006;54:991-1001.

24. Selva A, San José A, Solans A, Villardell M. Características diferenciales de la enfermedad en el anciano. Fragilidad. Medicine (Madrid) 1999.

25. Weiss CO. Frailty and chronic diseases in older adults. ClinGeriatr Med 2011;27:39-52.

26. Acelajado MC, Oparil S. Hypertension in the elderly. ClinGeriatrMed 2009;25:391-412.

27. Guías ALAD de diagnóstico, control y tratamiento de la Diabetes Mellitus tipo 2. Revista Latinoamericana de Diabetes 2013.

28. American Diabetes Association. Medical Management of Type 2 Diabetes. Alexandria, VA, American Diabetes Association, 2012.

29. 32- Ward WK, Beard JC, Halter JB, Pfeifer MA, Porte D Jr. Pathophysiology of insulinsecretion non-insulin dependent diabetes mellitus. Diabetes Care. 2012; 7:491-502.

30. Álvarez SR. Fármacos en la tercera edad. T1. La Habana. Editorial. Ciencias Médicas; 2001. 166-81.

31. Roca GR, Paz PE, Losada GJ, Serret RB, Llamos Sierra N, Toirac EL et al. Farmacoterapia en el anciano. T1. 4ta. ed. La Habana: Editorial Ciencias Médicas; 2002. 542-4.

32. Pallow RL. Drug combination and potential for risk of adverse drug reaction among community dwelling elderly. NURS Res 1994 Jan-Feb; 43(1):44-9.

33. Gusney M, Tallis R. Prescription of contraindicated and Interacting drugs in elderly patients admitted to Hospital. Lancet 1984;2:564-7.

34. Bliss, U.R: Prescribing for the elderly. BrMed J 283:203-6, 2003

Anexo 1.
Consentimiento Informado.

Yo:(Pcte)

____auto
rizo

a que (Dr.)

____ utilice la

información recibida de mí con carácter investigativo y para el
beneficio de la población adulta.

____

Firma del Paciente

Anexo 2: Recolección de datos generales:

Nombre (s) y Apellidos:

____

1) Sexo: Femenino. _____   Masculino. ______

2) Edad.
    40-49 años. ___
    50-59 años. ___
    60   años. ___

3) Dirección: _________________________________

 De las siguientes preguntas conteste

    1) ¿Padece Ud. de alguna enfermedad?

Ninguna_______   Más de dos______

Una _________   Cuatro o mas ____

En caso de respuesta afirmativa:

¿Cuál?

____

2. ¿Toma usted algún medicamento?   Sí ______   No _________

Marque con una X de qué forma: ____ Diariamente _______
Eventualmente

Anexo 3. Sobre automedicación:

Nombre y apellidos _________________________________

Edad _______   Sexo ___________

El siguiente cuestionario se trata del uso de los medicamentos, con respecto al tema conteste según considere.

1) ¿Qué grupo de medicamento toma usted indicados por el médico?

a) _____ Medicamentos para mantener la tensión arterial en cifras adecuadas (antihipertensivo).
b) _____ Medicamentos para el tratamiento sintomático del dolor (analgésicos)
c) _____ Medicamentos para tratar de forma sintomáticas diversas alergias respiratorias (antialérgicos)
d) _____ Medicamentos para aumentar la frecuencia y cantidad de orinas (diuréticos)
e) _____ Medicamentos para las infecciones producidas por un diverso y complejo grupo de organismos (antibióticos).
f) _____ Medicamentos para mantener los nivelas adecuados de azúcar en sangre (hipoglicemiantes).
g) _____ Medicamentos para tratar el insomnio y la depresión (psicofármacos).
h) _____ Medicamentos para tratar la constipación o evacuar el intestino (laxantes).
i) _____ Medicamentos utilizados para reducir o neutralizar la secreción gástrica de ácidos (antiácidos).
j) _____ Medicamentos que actúan sobre la obstrucción de las vías respiratorias (broncodilatadores).

2) ¿Toma algún medicamento por su cuenta?

Si _____   No _____

a) Según los grupos mencionados anteriormente diga cuál de ellos.

____

____

____

3). Diga cuanto tiempo aproximadamente lleva tomando dichos medicamentos. (Que no guarden relación con su enfermedad de base).

a) Menos de un mes. ______

b) Desde un mes hasta un año. ______

c) Más de un año. ______

Anexo 4. Cuestionario de conocimientos previos.

Evaluación ______

De las siguientes preguntas debe responder según sus conocimientos sobre el uso de medicamentos.

1. De las siguientes alteraciones producidas por medicamentos marque aquellas que considere que son frecuentes.

________Alteraciones del ritmo cardíaco

_______ Náuseas y o vómitos

_______ Prurito o picazón

______Trastornos de la visión, audición, etc.

2. Ante cualquier síntoma indeseable después de ingerir el fármaco ud debe:

________ Usar otro medicamento

________ Tomar medicamentos que eliminen los síntomas

________Acudir de inmediato al médico de asistencia

¿Considera la ingestión de muchos medicamentos un problema para su salud?
Si-----   No-----
¿Por qué?

Para uso del investigador:

Suficiente (cuando respondan no menos 5 ítem)

Insuficiente (cuando respondan 3 o menos ítem)

Anexo 5. Cuestionario de conocimientos después de la intervención educativa.

Responda verdadero (v) o falo (f) según corresponda.

1- _____ La automedicación puede ser definida como la administración por decisión propia, o por consejo no cualificado, de medicamentos para aliviar un síntoma o curar una enfermedad.

2- _____ Cuando se utilizan medicamentos a largo plazo no debemos temer a las reacciones adversas

3- _____ La Polifarmacia es el consumo simultáneo de tres o más medicamentos por un mismo paciente.

4- _____ Ante una reacción adversa se debe cambiar el tratamiento por orto grupo farmacológico sin consultar al médico.

5- _____ La indicación médica es la orden facultativa indicada para cada enfermedad con medicamentos específicos según la afección.

Para uso del investigador:

Suficiente (cuando respondan correctamente 5 ítem)

Insuficiente (cuando respondan 3 o menos ítem)

Anexo 6 Entrevista

Entrevista semi estructurada sobre satisfacción con los cambios ante el uso de medicamentos inadecuados aplicados a los pacientes

Nombre: (Pcte) _________________________________

Mediante la aplicación de algunas preguntas queremos saber como usted se siente ante los cambios terapéuticos utilizados. Para ello le pedimos absoluta sinceridad y que nos responda según considere:

a) ¿Ha mejorado su salud?

____

b) ¿Considera satisfactorios los cambios en su tratamiento?

Si _______   No________

____

e) ¿En qué forma?

____

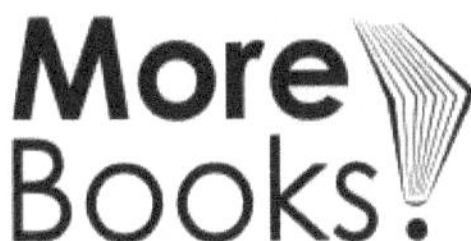

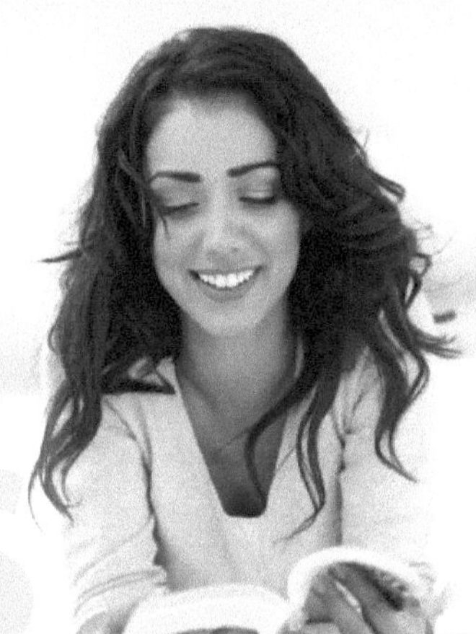

I want morebooks!

Buy your books fast and straightforward online - at one of world's fastest growing online book stores! Environmentally sound due to Print-on-Demand technologies.

Buy your books online at
www.morebooks.shop

¡Compre sus libros rápido y directo en internet, en una de las librerías en línea con mayor crecimiento en el mundo! Producción que protege el medio ambiente a través de las tecnologías de impresión bajo demanda.

Compre sus libros online en
www.morebooks.shop

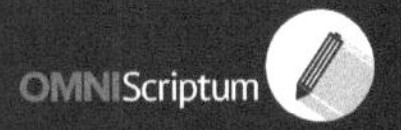

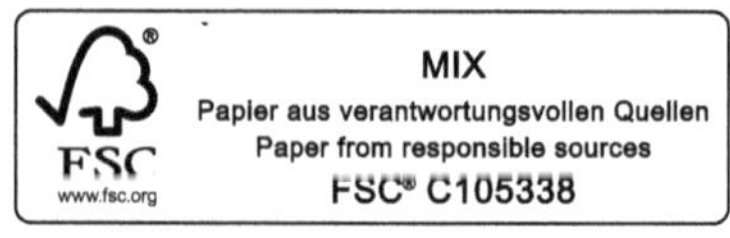

Printed by Books on Demand GmbH, Norderstedt / Germany